Markus Treichler

Die unterschätzte Krankheit

Markus Treichler

Die unterschätzte Krankheit

46 Fragen und Antworten
zum Thema Depression

INFO3 VERLAG

Markus Treichler
Die unterschätzte Krankheit

ISBN 978-3-95779-217-4
Schlanke Reihe Band 11

Erste Auflage 2024

Lektorat: Katharina de Roos, Frankfurt am Main
Satz: Ulrich Schmid, de·te·pe, Aalen
Cover: Frank Schubert
Abbildung: Henri Matisse „Portrait of Lydia Delectorskaya“
Druck: Jelgavas Tipogrāfija, Jelgava, Lettland

Info3 Verlag
Kirchgartenstraße 1, 60439 Frankfurt am Main
Tel. 069 58 46 47, E-Mail: vertrieb@info3.de
www.info3.de

Inhalt

Vorwort

> „Ich glaube, wir fragen falsch, wenn wir uns dem Schicksal gegenüberstellen, anstatt zu sehn, dass wir mit ihm eins sind; dass wir, was mit uns geschieht, insgeheim herausfordern. Verstehn Sie?"[1]
>
> Christa Wolf

Nichts von dem, was uns im Leben begegnet, sei es von uns selbst veranlasst, sei es „zufällig", also uns zugefallen, ist sinnlos. Alles Geschehen im Leben hat die Offenheit, einen Sinn anzunehmen. Das meint: sich einen Sinn geben zu lassen, sinnvoll von uns gedeutet und behandelt zu werden.

So jede Begegnung im Leben, jedes Ereignis, jede Erkrankung.

---

1 Christa Wolf: Kein Ort. Nirgends. Luchterhand Literaturverlag, Frankfurt/Main 1981, S. 106.

Es kommt darauf an, wie wir das jeweilige Ereignis, beispielsweise eine Erkrankung, annehmen und für uns interpretieren, mit einer persönlichen Deutung versehen. Diese Deutungen und Bewertungen, die wir geben, sind wichtiger für uns und die entstehenden Folgen als die Ereignisse selbst. Sie entscheiden, was aus einem Ereignis wird.

In dem Vorgang der Deutung und Bewertung können wir frei entscheiden und gestalten – wenn wir uns darauf besinnen und uns die Mühe machen. Es lohnt sich.

In den Jahrzehnten meiner psychiatrisch-psychotherapeutischen Tätigkeit in Klinik und ambulanter Sprechstunde haben mir Betroffene und Angehörige von depressiv Erkrankten immer wieder viele Fragen gestellt, deren Beantwortung für sie wichtig und weiterführend war.

Einen Großteil dieser Fragen und Antworten, die in vielen Gesprächen entstanden sind, gebe ich hier gesammelt und gekürzt wieder.

Sie mögen Menschen im Umgang mit Depressionen, ob als Betroffene, Angehörige, Bekannte, Freunde oder Kolleg*innen darin unterstützen, sinnvoll damit umgehen zu können.

Dieses Buch ist allen Menschen, die mit Depressionen in Berührung kamen, sind oder kommen werden, sowie ihren Angehörigen, Freunden und Freundinnen gewidmet.

Mein Dank gilt allen, die mir in meiner ärztlich-therapeutischen Tätigkeit ihr Vertrauen geschenkt und mich mit ihren Fragen zum Weiterdenken angeregt haben.

Markus Treichler

I
Vom Wesen der Depression und der Melancholie

„Die Krankheit Depression bleibt ein großes Mysterium. Sie hat der Wissenschaft ihre Geheimnisse sehr viel widerstrebender preisgegeben als viele andere große Krankheiten, die uns heimsuchen.“[2]

William Styron

1. Was ist eine Depression?

Depression ist Schwere. Schwere in allem, was man spüren kann: sich selbst, den Körper, die Gedanken und Stimmungen, die Entschlüsse und Absichten, die Aufgaben und Beziehungen, das ganze Leben.

Eine Depression ist eine seelische Erkrankung mit vielen Gesichtern. Sie ist nicht immer

---

2 William Styron: Sturz in die Nacht. Die Geschichte einer Depression. Verlag Kiepenheuer & Witsch, Köln 1990, S. 17.

leicht zu erkennen; sie ist immer ernst zu nehmen, und sie kann immer behandelt werden.

Eine Depression ist eine Erkrankung und kein Zeichen von Schwäche oder Versagen. Niemand der eine Depression bekommt, ist „selbst schuld daran". Vielmehr kann jeder Mensch eine Depression bekommen – und es ist entscheidend für die Betroffenen, sie zu erkennen und als Erkrankung ernst zu nehmen. Denn nur dann kann rechtzeitig und angemessen geholfen werden.

Depression ist die am meisten unterschätzte Krankheit. Unterschätzt in Bezug auf ihre Häufigkeit, ihre Leidensintensität, ihre Risiken, Behandlungsmöglichkeiten, Chancen und Folgen.

Zur Häufigkeit:
Die depressiven Erkrankungen sind die häufigsten Krankheiten weltweit. Die WHO (Weltgesundheitsorganisation) geht davon aus, dass im Jahr 2015 weltweit ca. 322 Millionen Menschen behandlungswürdig depressiv waren. Das waren 4,4 Prozent der Weltbevölkerung und 18 Prozent mehr als zehn Jahre zuvor. Tendenz weiter steigend. Davon sind besonders junge Menschen (Kinder, Jugendliche, junge Erwachsene) betroffen. In Deutschland sind nach Angaben des RKI (Robert Koch-Institut) mehr als 10 Pro-

zent der erwachsenen Bevölkerung (zwischen 18 und 79 Jahren) von einer behandlungswürdigen depressiven Symptomatik betroffen; Kinder und Jugendliche sind bei dieser Erhebung nicht eingeschlossen. Und ebenso die hochbetagten Menschen über 80 Jahren, die ebenfalls häufig depressiv erkrankt sein können, müssen hinzugerechnet werden. Die Lebenszeitprävalenz, also die Wahrscheinlichkeit, einmal im Leben an einer behandlungswürdigen Depression (also nicht nur an einer leichten depressiven Verstimmung) zu erkranken, liegt weltweit bei 16–20 Prozent. In den Industrieländern und weltweit besonders in den großen Metropolen, sind die Zahlen deutlich höher als in ländlichen Regionen. In einer Züricher Kohortenstudie wird die Lebenszeitprävalenz, eingeschränkt auf das Alter zwischen 20 und 50 Jahren, mit 32,5 Prozent angegeben. Nimmt man auch die Lebensjahre vor 20 und nach 50 hinzu, so erhöht sich die Zahl noch beträchtlich. Diese Angaben, die meist auf Stichproben und Schätzungen beruhen, liefern zwar keine exakten Daten, aber sie zeichnen ein deutliches Bild von der Häufigkeit und Wichtigkeit der Erkrankung Depression.

Zur Leidensintensität:
Die Leidensintensität reicht von noch erträglichen depressiven Stimmungen bis hin zur empfundenen Unerträglichkeit der Schwere des Daseins. Mit allen denkbaren Zwischenstufen, die heute meist in „leicht“, „mittel“ bzw. „moderat“ und „schwer“ eingeteilt werden.

Zu den Risiken:
Die Unerträglichkeit des Leidens an einer schweren Depression, die zu Hoffnungslosigkeit, Sinnlosigkeit, Lebensmüdigkeit und Suizidalität führen kann, macht die Depression zu einer Krankheit auf Leben und Tod. Mit der unbedingten Pflicht einer angemessenen Behandlung.

Jede depressive Erkrankung kann behandelt werden und sollte entsprechend ihrer Intensität angemessen therapiert werden. Am besten mit einer Kombination von medikamentösen und nicht-medikamentösen Maßnahmen (Genaueres siehe unter Nr. 41–43).

Zu den Behandlungsmöglichkeiten:
Es gibt heute viele sinnvolle und hilfreiche Behandlungsmöglichkeiten für depressive Menschen. Von Sport und Meditation, Schlafent-

zugstherapie und Kunsttherapien, Bewegungstherapie und pflanzlichen Arzneimitteln, bis zu Antidepressiva und Psychotherapie – es stehen viele unterschiedliche Behandlungsmethoden und -ansätze bereit. Die beste Beratung findet man bei Fachärzten für Psychiatrie und Psychotherapie, sowie bei psychologischen Psychotherapeuten und bei psychologischen Beratungsstellen. Und auch bei den verschiedenen Ärztegesellschaften (nach persönlicher Einstellung und Vorliebe) im Internet. Entscheidend sind die persönliche Akzeptanz einer behandlungswürdigen Erkrankung und das „Annehmen" einer entsprechenden ambulanten oder stationären Behandlung durch den Patienten oder die Patientin.

Zu den Chancen:
Durch die Tiefe und oft auch Schmerzhaftigkeit des depressiven Erlebens, durch das Auftreten von Zweifeln und Sinnfragen kann es zu einer Erweiterung des Erfahrungshorizonts, der Empfindungsqualität und der Bewusstseinstiefe für die Zustände des Daseins und der Welt kommen.

Zu den Folgen:
Je nach individueller Bedeutung und Bewertung: einengende und/oder erweiternde Folgen für die Biografie; für die engsten Angehörigen, für Partner bzw. Partnerin, sowie für die weiteren zwischenmenschlichen Beziehungen und die beruflichen Möglichkeiten.

Diese Themen werden später genauer besprochen.

2. Woran erkennt man eine Depression – welche Symptome sind typisch, und was ist noch „normal" oder gesund?

Eine Depression unterscheidet sich deutlich von einer vorübergehenden „schlechten Stimmung" oder einer begründeten Traurigkeit (Trauer) nach einem Verlust. Eine Depression ist eine ernst zu nehmende seelische Erkrankung. Aber nicht jede Niedergeschlagenheit, Traurigkeit oder Müdigkeit ist Zeichen einer depressiven Erkrankung.

Bedrückt-Sein, Niedergeschlagenheit, Trauer, Ängste und seelischer Schmerz sind wichtige Erfahrungen, die zu jedem menschlichen Leben gehören. Sie können angemessene und wesentliche Erfahrungen sein – aber auch Zeichen einer depressiven Erkrankung. Sie sind wie Licht und Schatten, wie Tag und Nacht: sie sind notwendig für unsere seelische Gesundheit, für Tiefgang und Frohsinn im Leben. Aber, wenn die Nacht auch am Tag anhält, wenn der Schatten sich über alles legt und kein Licht mehr scheinen lässt, dann ist der (fließende) Übergang zur Krankheit vollzogen und Hilfe für die Betroffenen erforderlich.

Eine „schlechte Stimmung" ist immer in kurzer Zeit (meist Stunden) vorüber und nie lange anhaltend, nie existenziell quälend und alles infrage stellend, mehr ärgerlich und manchmal nachvollziehbar. Wenn man mit jemandem darüber spricht, Sport macht, spazieren geht oder sich „etwas gönnt", vergeht die schlechte Stimmung meist rasch.

Auch ein „Unglücklichsein" ist eine nachvollziehbare Reaktion auf einen Kummer, das durchaus etwas länger andauern und auch zu riskanten Kurzschlusshandlungen (etwa Suizidversuchen) führen kann. Und dennoch handelt es sich hierbei noch um keine depressive Erkrankung, sondern um eine kurzzeitige Anpassungsstörung, die durch Gespräche gut zu bewältigen ist.

Eine Trauer nach dem Verlust eines nahestehenden Menschen, einer Arbeitsstelle, der Heimat oder einer wichtigen Chance im Leben, ist ein gesundes und angemessenes Gefühl. Es zeigt den Schmerz und die Bedeutung des Verlusts. Lässt man die Trauer zu, so kann der Verlust ernst genommen und verarbeitet werden. In der Trauer sind wir traurig, niedergedrückt, erleben den Schmerz des Verlustes – können uns in der Trauerarbeit aber auch des Wertes und der Bedeutung des Verlusts bewusstwerden und angemessene Möglichkeiten finden, damit umzugehen und unser Leben gut weiterzuführen.

Trauer ist nachvollziehbar, führt zu Verständnis und Anteilnahme bei Mitmenschen, die dem Trauernden guttut und durch die er oder sie sich verstanden fühlt. Trauer führt nicht zu anhaltenden Schlafstörungen, nicht zu vegetativen Beschwerden, zu keiner anhaltenden Einschränkung der Bewältigung des täglichen Lebens und der Zukunftsplanung und insbesondere zu keiner Verminderung des Selbstwertgefühls der Trauernden.

Dies alles ist bei einer depressiven Erkrankung anders. Es treten vielfältige seelische, psychosoziale, körperliche und biografische Symptome auf, die in einem oder mehreren Gesprächen deutlich erkannt werden können, besser als durch das Ausfüllen eines Fragebogens.

2.1 Seelische Symptome:
Die seelischen Symptome sind zunächst an der Stimmungslage abzulesen, die sich auf alles Erleben und Verhalten auswirkt: es fühlt sich alles schwer an, schwerer als bisher. Das morgendliche Aufstehen fällt schwer, jede Entscheidung fällt schwer, jede Handlung fällt schwer und erfordert mehr Anstrengung als bisher und oft fehlt die Kraft für ganz normale Verrichtungen: Kraftlosigkeit wird erlebt. Da depressive Menschen meist sehr gewissenhaft und leistungsorientiert sind, leiden sie besonders darunter, wenn sie nicht mehr tun können, was sie sich vornehmen, weil ihre Willenskraft (der Antrieb) wie gelähmt ist: Willenslähmung und Antriebslosigkeit treten auf. Auch fehlen Mut und Selbstvertrauen, um sich noch etwas zuzutrauen: Verzagtheit und vermindertes Selbstwertgefühl sind die Folge. Die Stimmung und die Gefühle sind freudlos, traurig, niedergeschlagen, bedrückt, alles wird „schwer" erlebt, nichts erscheint mehr leicht. In schweren depressiven Zuständen kommt ein Gefühl der Gefühllosigkeit hinzu. Die Gedanken fangen an zu kreisen, sich zu

wiederholen, in immer gleichen negativen Spiralen, scheinbar ohne Ausweg: „sinnloses“ Grübeln findet statt. Dazu kommen Konzentrationsstörungen und ein Gefühl von „Leere“ im Kopf sowie Beeinträchtigungen der Erinnerung.

Alle bisherigen Interessen verlieren an Bedeutung: Interesselosigkeit entsteht. Die Stimmungs- und Gefühlslage ist ohne Hoffnung, ohne Zuversicht; es herrschen oft Ängste, vor neuen Aufgaben, Versagen vor der Zukunft, bzw. vor allem Kommenden. Weiterhin bestehen fast immer Schlafstörungen: meist im Sinn einer Durchschlafstörung mit nächtlichem Erwachen. Oder als Einschlafstörung, oder auch beides miteinander vermischt. Depressive Menschen leiden sehr unter der Schlafstörung. Ein solches depressives Erleben erfordert viel Überwindung, viel Kraft, um trotzdem jeden Tag zu bewältigen. Das kann müde machen, kraftlos und erschöpft. Es kann eine Lebensmüdigkeit auftreten, die in Verbindung mit Hoffnungslosigkeit und Sinnlosigkeit zu Suizidalität führt.

2.2 Psycho-soziale Symptome:

Meist zeigt sich depressives Erleben und Verhalten in einem sozialen Rückzug: von Mitmenschen, von Aktivitäten und Verpflichtungen. In dem Gefühl, unverstanden zu sein, alleingelassen zu werden und anderen zur Last zu fallen. Weiterhin in einem Nachlassen von den bisherigen (beruflichen) Leistungen, in einer Vernachlässigung von allem, auch von sich selbst.

2.3 Körperliche Symptome:
Mit einer depressiven Erkrankung treten meist auch körperliche Beschwerden auf: Schmerzen an Kopf, Rücken, Gliedmaßen, meist ohne organischen Befund. Störungen von Appetit (Verminderung, Appetitlosigkeit) und Verdauung (Trägheit, Obstipation), oft mit Gewichtsverlust. Atembeklemmungen und Herzrasen, innere Unruhe, Tinnitus, und ein Kloß im Hals sind weitere mögliche Symptome. Ein allgemeines körperliches Schweregefühl breitet sich aus. Häufig beginnt der Tag mit einem stimmungsmäßigen Morgentief, das sich zum Abend hin bessert. Diese Symptome deuten auf eine Störung des inneren Rhythmus, der sogenannten „inneren Uhr" des Menschen hin. Daher können Maßnahmen, die diese Rhythmusstörung korrigieren, therapeutisch hier gut angewendet werden, wie beispielsweise der sog. „Schlafentzug" (siehe Nr. 39).

Diese Beschwerden (in jeweils individueller Ausprägung und Zusammenstellung) sollen für die Diagnose einer Depression länger als zwei Wochen anhaltend sein. Außerdem kommt es auf die Intensität der Beschwerden und des Leidens an. Wir unterscheiden heute zwischen leichter, mittelgradiger und schwerer Depression.

2.4 Biografische Symptome:
Depressives Leiden gehört zweifelsfrei zu den schwersten Leiden des Menschen, schwerer zu ertragen als körperliche Schmerzen oder Einschränkungen. Das kann zu Verzweiflung führen. Zu Schuldgefühlen gegenüber dem bisher gelebten Leben und zu grundsätzlichen Fragen und Zweifel an das eigene Leben, an das eigene Selbstwertgefühl und an Sinn und Möglichkeit des Weiterlebens: Biografische Fragen, Sinnfragen, Sinnzweifel bis hin zur Suizidalität kommen auf.

3. Wann tritt eine Depression auf?

Depressionen können aus sehr verschiedenen Anlässen auftreten, aber auch ganz ohne ersichtlichen Grund (bei der früher „endogen“ genannten Depression, die heute „rezidivierend mit somatischem Syndrom“ genannt wird, oder auch: „Melancholie“). Die häufigsten Anlässe sind Kränkungen, Verlusterlebnisse, ungelöste Konflikte, unbewältigte Belastungen und anhaltende Sorgen, sowie Lebenskrisen, Einsamkeit und Überforderungsgefühle. Depressionen die ohne erkennbaren Anlass auftreten, sind besonders schwer zu ertragen, eben weil die Betroffenen es sich selbst (und anderen auch) nicht erklären können, sich vielmehr hilflos ausgeliefert fühlen.

Beim Auftreten einer Depression spielt die Persönlichkeit der Betroffenen mit ihren besonderen seelischen Eigenschaften und Stärken, dem Temperament und den Möglichkeiten, mit Herausforderungen umzugehen, eine wesentliche Rolle. Manche Psychiater sprechen sogar von einem „Typus melancholicus“. Das bedeutet nicht, dass man in einem solchen Fall immer eine Depression bekommt, oder an seiner Depression *schuld* ist, wohl aber, dass man Verantwortung übernehmen kann, an seinen seelischen Eigenschaften zu *arbeiten* – mit therapeutischer Unterstützung.

4. In welchem Alter treten Depressionen auf?

Depressionen können in jedem Lebensalter auftreten, vom ersten bis zum letzten Lebensjahr. Besonders vulnerabel für eine depressive Erkrankung sind biografische Krisenzeiten, wenn körperliche oder seelische Entwicklungsschritte anstehen, wenn sich Veränderungen im Leben anbahnen, für die der/die Betreffende noch nicht ausreichend vorbereitet ist.

In solchen Zusammenhängen ist eine depressive Erkrankung als Chance zu erkennen, sich eine Besinnungszeit zu nehmen um sich auf neue, bisher nicht gedachte Möglichkeiten im Leben vorzubereiten.

4.1 Gibt es Depressionen auch bei Kindern und Jugendlichen?

Es gibt auch im Kindes- und Jugendalter depressive Erkrankungen. Und das gar nicht so selten. Allerdings ist die Symptomatik bei Kindern und Jugendlichen, entsprechend der seelischen Entwicklung, anders ausgeprägt als bei Erwachsenen. Insgesamt zeigen sich mehr körperliche Symptome, wodurch die Diagnose oft erschwert wird.

Bei *Kleinkindern* beispielsweise sind Appetitlosigkeit, Nahrungsverweigerung, Gewichtsabnahme, Schaukeln mit dem Kopf, Bewegungsunruhe, Anfälle von Weinen und Schreien, Schlafstörungen, ein gehemmtes Spielverhalten und Rückzug die häufigen Symptome.

Bei *Schulkindern* zeigen sich mehr Gereiztheit, Unsicherheit, gestörtes Sozialverhalten und Lernstörungen, manchmal auch Enuresis (nächtliches Einnässen) und Pavor nocturnus (schreckhaftes Erwachen mit Angst).

Bei *Jugendlichen* treten oft Kopfschmerzen und Bedrücktheit auf, Minderwertigkeitsgefühle, Grübeln und Gedanken an Suizid.

4.2 Gibt es typische Depressionen um die Lebensmitte?

Depressionen um die Zeit der Lebensmitte hängen mit der typischen Krise dieser Lebensphase zusammen: der Midlife-Crisis. In dieser Lebenssituation geht es häufig um Rückblick einerseits und Vorblick andererseits: *wie habe ich gelebt, was habe ich geleistet, was habe ich versäumt, was kann oder soll noch kommen*? Diese doppelte Blickrichtung auf das eigene Leben hat etwas von Bilanz – und die kann kritisch ausfallen, manchmal zur eigenen Unzufriedenheit, wenn die Ansprüche höher waren, als das Ergebnis im Rückblick vielleicht aussieht oder bewertet wird. Da in dieser Phase der Lebensmitte auch deutliche körperliche Veränderungen stattfinden (Involution und Rückbildung organischer Prozesse, Abnahme der körperlichen Leistungsfähigkeit, Veränderungen der Sexualität, hormonelle „Wechseljahre") und häufig auch familiäre und persönliche Veränderungen in diese Zeit fallen, können wir diese Lebenszeit als besonders vulnerabel erleben und entsprechend übersensibel die eigene Lebenssituation zu kritisch und negativ bewerten. Daraus können dann aus der Lebensmitte-Krise depressive Erkrankungen entstehen. Dabei sollten die auslösenden Faktoren (körperlich, seelisch, biografisch, sozial) genau beachtet und berücksichtigt werden.

4.3 Haben Depressionen im höheren Lebensalter Besonderheiten?

Depressionen im höheren Lebensalter zeigen tatsächlich einige Besonderheiten im Erscheinungsbild. Sie sind vor allem durch körperliche Beschwerden charakterisiert, das seelische Leiden scheint in den Hintergrund zu rücken. Dabei ist zu berücksichtigen, dass alte, hochbetagte Menschen häufig über verschiedene körperliche Einschränkungen oder Beschwerden klagen und eine niedergedrückte Stimmung oft darauf zurückgeführt – und dann nicht angemessen behandelt wird.

Altersdepressionen zählen neben den Demenzerkrankungen zu den häufigsten psychischen Krankheiten im höheren und hohen Lebensalter. Ca. 15,5 Prozent aller Menschen über 80 leiden darunter.

Typische Beschwerden sind: Schmerzen an Kopf, Rücken und Gelenken, Herzprobleme, Appetitstörungen mit Gewichtsverlust, Schwindel, innere Unruhe und sehr häufig Schlafstörungen und tagsüber Müdigkeit. Erst später im Verlauf treten die seelischen Symptome in den Vordergrund mit auffallender depressiver Stimmung, Interessenverlust und Rückzug mit zunehmender Isolation und dem Gefühl, nutzlos, unerwünscht und nur noch eine Belastung zu sein.

5. Wie oft kann man eine Depression bekommen?

Eine Depression kann man mehrmals im Leben bekommen. Je nach den Anlässen und der Art der depressiven Erkrankung. Manchmal kann eine depressive Episode einmalig bleiben, häufiger kommt es zu rezidivierenden, also zu wiederholten depressiven Episoden; entweder, wenn sich Anlässe wiederholen oder neue Anlässe auftreten, oder wenn es sich um eine rezidivierende (früher endogene) Depression oder um eine Melancholie handelt.

6. Wie häufig sind Depressionen heute?

Die depressiven Erkrankungen sind inzwischen die häufigsten Krankheiten, und sie nehmen stetig zu. Keine Krankheit, ob körperlich oder psychisch, betrifft mehr Menschen. Keine Krankheit führt zu mehr, keine zu längeren Fehlzeiten im Beruf und keine zu längerer Leidenszeit im Leben. (vgl. Nr. 1)

7. Gibt es Jahreszeiten in denen Depressionen typischerweise auftreten?

Es gibt tatsächlich Jahreszeiten, in denen wir anfälliger auf Belastungen und Konflikte reagieren, nämlich dann, wenn es auch in der Natur typische Wechsel gibt, wie es im Frühjahr und im Herbst der Fall ist. In diesen Jahreszeiten treten die rezidivierenden Depressionen typischerweise auf. Eine besondere Variante ist die Winterdepression in der dunklen Jahreszeit, die einige Besonderheiten aufweist. (Siehe Nr. 11)

8. Gibt es tageszeitliche Schwankungen bei Depressionen?

Typisch ist das sogenannte „Morgentief“, das bei vielen depressiven Menschen auftritt und meist für eine rezidivierende Depression spricht. Es bedeutet, dass die Stimmung am Morgen, meist mit dem Aufwachen, schon bedrückt ist. Oft wird sie gegen Nachmittag dann leichter und am Abend deutlich besser. In diesen Fällen gelingt dann das Einschlafen meist ohne Probleme – aber es folgt ein unangenehmes Aufwachen in den Stunden zwischen zwei und vier Uhr frühmorgens. Das markiert dann den schmerzhaften Beginn des neuen Tages. Diese typische Stimmungssituation kann sich aber in seltenen Fällen auch umdrehen.

9. Was ist eine Melancholie?

Melancholie ist einerseits die alte, aus der griechischen Antike stammende Bezeichnung der depressiven Erkrankung, die „aus der schwarzen Galle“ (melaina chole = schwarze Galle) entsteht. Andererseits ist es die Bezeichnung für eine bestimmte Form des Depressiv-Seins (siehe unten). Das melancholisches Temperament wiederum ist eine alte Beschreibung von seelischen Eigenschaften in Erleben und Verhalten ohne Krankheitswert. Eines der vier Temperamente: cholerisch-aufbrausend, sanguinisch-leichtsinnig, phlegmatisch-gemächlich, melancholisch-schwernehmend.

Darüber hinaus kann auch ein bestimmtes Lebensgefühl gemeint sein, das von „Weltschmerz“, Schwermütigkeit, Traurigkeit und Nachdenklichkeit geprägt ist und keiner medizinischen Krankheitsdiagnose im engeren Sinne entspricht. Am ehesten ist dieses Erleben vielleicht der Dysthymie verwandt, einer chronischen, eher leicht bis mittelgradigen, aber anhaltenden depressiven bzw. schwermütigen Stimmungslage. Diese macht das normale Leben anstrengend und schwer, führt aber manchmal auch zu besonderen Leistungen als Ergebnis der Überwindung dieser Stimmungslage.

Die „melancholische Depression", d.h. die Melancholie, ist die älteste und schwerste Form der depressiven Erkrankungen. Sie führt – in schwerer Ausprägung – zu dem schwersten Leidenszustand überhaupt, der durch eine Erkrankung entstehen kann. Er ist verbunden mit einem Erleben von Willenslähmung, dem Gefühl, dass alles zu schwer ist – einem „Gefühl der Gefühllosigkeit" – in dem Betroffene nichts mehr spüren, weder sich selbst noch die Natur oder ihre Mitmenschen. Alles ist von einer schweren, schwarzen Wolke belagert, die das Dasein wie mit Blei belastet, das Denken und Erinnern lähmt und mit einer ständigen unspezifischen Angst, insbesondere vor der Zukunft einhergeht. Dazu gehören Schuldgefühle und die Überzeugung, dass der Zustand der Melancholie keine Krankheit, sondern die Strafe für eigenes Versagen im Leben ist. Darin ist dann auch die Hoffnungslosigkeit begründet, an die sich oft lebensmüde Gedanken anschließen. Diese Form depressiven Krankseins, die Melancholie, kann auch zu wahnhaftem Erleben führen: zu Schuldwahn, Krankheitswahn oder Verarmungswahn. Man bezeichnet diese Form auch als psychotische Depression, oder dcpressive Episode mit psychotischen Symptomen. Die melancholische Depression hat die Tendenz wieder zu kommen, d. h. zu rezidivieren (in ca. zwei Drittel aller Fälle) und mehrmals im Leben aufzutreten, meist im Frühjahr und Herbst. Neben den genannten melancholischen, depressiven Episoden kann es auch zu gegenteiligen Krankheitsphasen kommen, zu den manischen Episoden. (siehe unten)

10. Was bedeutet „Typus melancholicus"?

Mit der Bezeichnung „Typus melancholicus" kann man die Persönlichkeitsmerkmale bezeichnen, die bei Menschen anzutreffen sind, die *unter bestimmten Voraussetzungen* an einer melancholischen Depression erkranken können. Diese besonderen seelischen Eigenschaften sind (nach Hubertus Tellenbach):

Ordentlichkeit, Gewissenhaftigkeit, Pünktlichkeit, hohe Leistungsorientierung, Harmoniebestreben. Man kann das auch als *perfektionistisch* bezeichnen. Gelingt es den Menschen nicht, diese Werte (diesen Perfektionismus) im Leben nach den eigenen hohen Ansprüchen zu erfüllen (was meistens nicht gelingt!), z. B. weil besondere Umstände oder Veränderungen eintreten, so kann dadurch die Entwicklung einer melancholischen Erkrankung ausgelöst werden.

Die genannten Persönlichkeitseigenschaften des Typus melancholicus zeigen Chancen und Risiken für die Betreffenden: die Chance auf außergewöhnliche Leistungen einer eher angepassten, empfindsamen und stets hilfsbereiten Persönlichkeit, die sich selbst zurück nimmt und für andere da ist; die Risiken, dass die hohen Erwartungen an sich selbst in Bezug auf Leistung, Gewissenhaftigkeit, Ordentlichkeit in allen Lebensbereichen und Harmonie im Zwischenmenschlichen, nur selten erreicht und erfüllt werden können. Dadurch treten oftmals Versagens-, Schuld- und Wertlosigkeitsgefühle auf und es kann zu einer melancholischen Krankheitsentwicklung kommen.

II
Zu den verschiedenen Formen von Depressionen

„Depression ist in Ursache, Symptomen und Behandlung viel zu komplex, als dass sich unqualifizierte Schlüsse aus der Erfahrung eines einzelnen ziehen ließen. Obwohl Depression als Krankheit bestimmte unwandelbare Charakteristika hat, gibt es doch auch viele Besonderheiten.“[3]

William Styron

11. Welche Formen von Depressionen kann man unterscheiden?

In der Psychiatrie unterscheiden wir heute die depressiven Erkrankungen nach folgenden Kriterien: einmaliges oder wiederholtes (rezidiviertes) Auftreten; Stärke der aktuellen Depression:

---

3 William Styron: Sturz in die Nacht. Die Geschichte einer Depression. Verlag Kiepenheuer & Witsch, Köln 1990, S. 37.

leicht – mittelgradig/moderat – schwer; ohne oder mit zusätzlichem „somatischem Syndrom“; ohne oder mit zusätzlichen psychotischen (z.B. wahnhaften) Symptomen; oder anhaltende depressive Störung, auch als Dysthymie bezeichnet. Besonders zu erwähnen ist noch die streng jahreszeitlich gebundene saisonale Depression, auch „Winterdepression“ genannt, weil sie ausschließlich in den Wintermonaten, also in der dunklen Jahreszeit auftritt. Sie geht mit Müdigkeit, Antriebslosigkeit und – anders als Depressionen sonst – mit einem gesteigerten Appetit, besonders nach Süßigkeiten einher. Diese Form der Depression ist gut mit Lichttherapie zu behandeln. Im Februar klingt die Winterdepression wieder aus. Bei diesen Formen handelt es sich immer um sogenannte monopolare depressive Erkrankungen. Dagegen werden die entsprechend bipolaren Erkrankungen abgegrenzt: die bipolare Psychose oder manisch-depressive Erkrankung. (siehe unten Nr. 31–33)

Nach Ursachen einer depressiven Erkrankung wird heute nicht mehr unterschieden, da immer von „multifaktoriellen“ Ursachen ausgegangen wird.

12. Gibt es auch eine Erschöpfungsdepression?

Ja, es gibt eine Depression, die als „Antwort" auf eine emotionale und oft auch physische Überlastung auftritt. Bei dem Krankheitsbild der Erschöpfungsdepression handelt es sich um eine „psychogene depressive Erschöpfung" in Zusammenhang mit einer anhaltenden seelischen Belastung, die als Überforderung, als biografische Krise oder im Rahmen einer Konfliktsituation auftritt. Mit dieser Beschreibung ist sie eindeutig von anderen Erschöpfungskrankheiten, wie beispielsweise der chronischen Erschöpfung (chronisches Müdigkeitssyndrom, CFS) oder dem Burnout-Syndrom abzugrenzen. Diese Abgrenzung ist wichtig, da die anderen Erschöpfungssyndrome einen anderen Verlauf aufweisen und einer jeweils entsprechenden Therapie bedürfen.

Das „Burnout-Syndrom" soll kurz umrissen werden, da der Endzustand dieser Entwicklung eine schwere Depression ist, die wir als „Burnout-Depression" bezeichnen. Das Burnout-Syndrom an sich ist nicht identisch mit einer Depression; es ist ein Risiko-Zustand, genauer: eine Risiko-Entwicklung für verschiedene mögliche Erkrankungen, deren letzte und schwerste die Burnout-Depression ist.

Das chronische Müdigkeitssyndrom wie auch das Burnout-Syndrom sind eigenständige Krankheitsbilder, die in Entstehung, Verlauf, Prävention und Therapie spezielle Besonderheiten zeigen und spezifische Ansätze erfordern, die in der Kürze dieses Büchleins nicht befriedigend dargestellt werden können. Sie verdienen eine eigene und ausführliche Beschreibung. (siehe Literaturhinweise)

Die Erschöpfungsdepression als Reaktion auf eine anhaltende psychische Überforderung kann beispielsweise in einer Beziehungskrise, in der aufopfernden Pflege eines kranken Familienmitgliedes, in der Doppelbelastung von Familie und Beruf oder im Zusammentreffen von beruflicher Belastung und persönlichen Konflikten entstehen. Den möglichen äußeren Ursachen bei der Entstehung einer Erschöpfungsdepression sind kaum Grenzen gesetzt. Auch muss man die Persönlichkeit und das Temperament der Betroffenen ebenfalls berücksichtigen. Diese Menschen sind häufig übergewissenhaft, ehrgeizig und haben hohe (perfektionistische) Ansprüche an die eigene Person. Bei Männern erlebt man oft den Zwang, sich selbst bestätigen zu müssen, mit einer Tendenz, sich leistungsmäßig zu überfordern. Frauen sind dagegen eher überempfindlich, schwernehmend und selbstunsicher.

Die Erschöpfungsdepression tritt hauptsächlich in den mittleren Lebensjahrzehnten auf, überwiegend bei Frauen.

Die Erschöpfungsdepression verläuft typischerweise in drei Phasen:

- Erste Phase mit Ermüdbarkeit und Erschöpfung.
- Zweite Phase daran anschließend mit verschiedenen psychosomatischen Beschwerden.
- Dritte Phase schließlich mit dem Bild einer schweren Erkrankung mit depressiver Stimmung, Ängsten, innerer Unruhe und Entschlusslosigkeit, mit Versagens- und Insuffizienzgefühlen, zunehmender Antriebslosigkeit, mit Schlafstörungen und einem ausgeprägten Erschöpfungsgefühl, bis hin zu lebensmüden Gedanken – das Vollbild einer schweren Depression.

Die Erschöpfungsdepression hat den offenkundigen Sinn, als Aufforderung verstanden zu werden, sich auf die eigenen Kräfte und ihre Grenzen zu besinnen, auf eine neue Ordnung der Aufgaben zu achten und zu einer eigenen inneren Werteorientierung zu kommen.

13. Was bedeutet „somatisches" Syndrom?

Der Begriff „somatisches Syndrom“ ist merkwürdig und missverständlich. Man kann es auch als „vitales“ oder „melancholisches“ Syndrom bezeichnen, d. h. es weist auf die Nähe zur Melancholie hin. Gemeint sind damit folgende zusätzlich auftretende typische Symptome, die allerdings bei einer schweren Depression wohl immer anzutreffen sind: frühmorgendliches Erwachen (meist zwischen zwei und vier Uhr), ein Morgentief der Stimmung, eine psychomotorische Hemmung (oder seltener Agitiertheit) sowie Appetitverlust mit Gewichtsreduktion. Und dies über die „normalen“ depressiven Symptome hinaus. Diese speziellen Symptome sind typisch für eine Melancholie.

14. Gibt es verschiedene Schweregrade von Depressionen?

Wie in Frage Nr. 11 beantwortet, werden drei Schweregrade unterschieden.

Leichte depressive Verstimmungen benötigen nicht unbedingt eine ärztliche Behandlung. Mittelgradige/moderate Depressionen sollen ärztlich oder psychologisch behandelt werden. Schwere Depressionen müssen psychiatrisch behandelt werden, unter Umständen auch stationär in einer Klink. Zur Therapie siehe unten.

III
Zum Verlauf

„Der Wahnsinn der Depression ist, ganz allgemein, die Antithesis von Gewalt. Zwar ist es ein Orkan, aber einer aus Nebelschwaden. Die verlangsamten Reaktionen zeigen sich bald, eine Lähmung fast, die psychische Energie ist fast völlig gedrosselt. Zuletzt ist auch der Körper betroffen, fühlt sich geschwächt, ausgelaugt.“[4]

William Styron

15. Wie ist der Verlauf einer Depression?

Es gibt verschiedene Verlaufsformen von depressiven Erkrankungen: einmalige depressive Episode, rezidivierende depressive Episoden, anhal-

---

4 William Styron: Sturz in die Nacht. Die Geschichte einer Depression. Verlag Kiepenheuer & Witsch, Köln 1990, S. 48.

tende depressive Verstimmung (Dysthymie), saisonal nur in den Wintermonaten auftretende Depression, Wochenbettdepression nach der Entbindung im Rahmen der hormonellen Umstellung, abwechselnd depressive und manische Episoden (manisch-depressive, oder bipolare affektive Erkrankung). Es gibt auch sehr selten nur monopolar manische Episoden; im Vergleich dazu gibt es sehr viel häufiger monopolar depressive Episoden, auch die bipolare affektive Erkrankung ist viel seltener als die reinen depressiven Erkrankungen.

Jede Episode hat einen Anfang und auch ein Ende. Meist dauert eine Episode einige Monate, gelegentlich kürzer, selten ein Jahr oder länger. Nach einer depressiven Episode sind die Betroffenen wieder gesund, ohne bleibende Beeinträchtigungen.

Eine depressive Episode kann sehr schnell beginnen (Stunden bis Tage) und plötzlich sehr heftig erlebt werden; sie kann sich auch langsam entwickeln, über Wochen und entsprechend auch langsam verlaufen. Ebenso kann sie sehr plötzlich zu Ende sein, oder sich langsam ausschleichen. Eine Episode in ihrem Verlauf abzukürzen geling nur sehr selten. Aber das Leiden an den depressiven Symptomen kann durch

Therapie deutlich gemildert und erträglich werden. Das ist das primäre Ziel und der eigentliche Erfolg einer Depressionsbehandlung.

16. Gibt es auch chronische Depressionen?

Die anhaltende depressive Störung (Dysthymie, früher auch „neurotische Depression“ genannt) hat einen chronischen Verlauf über mehrere oder viele Jahre. Wobei die depressiven Beschwerden dann nicht so schwer sind wie bei einer schweren depressiven Episode.

17. Kann man den Verlauf einer Depression beeinflussen?

Das ist das Ziel jeder Therapie: den Verlauf günstig zu beeinflussen, das bedeutet, die Symptome zu reduzieren, die Beschwerden zu lindern, das depressive Erleben zu erleichtern und ein selbstbestimmtes Leben ohne gravierende Einschränkungen zu ermöglichen. Die Dauer einer depressiven Episode lässt sich allerdings kaum beeinflussen.

18. Kann man eine Depression vermeiden?

Ehrlich gesagt: meistens nicht. Denn einerseits gibt es im Leben Situationen, auf die man vorübergehend oft nicht anders antworten kann als mit einer Depression; andererseits haben die rezidivierenden (melancholischen) Depressionen ihre Eigengesetzlichkeit, nach der sie auch bei nur geringen Anlässen (die es immer gibt) wieder auftreten. Es ist deshalb weder hilfreich noch sinnvoll, zu hoffen, dass eine erneute Depression ausbleibt. Angemessener und realistischer ist es, daran zu arbeiten, dass man mit der Depression gut umzugehen lernt. Das bedeutet als erstes: *keine Angst vor der Depression!*

Eine Depression ist zwar oft schwer zu ertragen – aber es kann immer Hilfe geben: Ein Mensch der zu einem steht, eine ärztliche, bzw. psychotherapeutische Behandlung, mitmenschliche Begleitung, eigene Aktivitäten, die auch in der Depression noch möglich sind (vor allem: Bewegung) und wenn man einen Rhythmus hat bzw. findet (zwischen Aktivitäten und Ruhe, Wachen und Schlafen, Belastung und Erholung).

Eine Depression ist besser zu ertragen, wenn man sie akzeptiert, ihr einen „Raum“ bei sich gibt, d. h. sich zugesteht, dass man gerade depressiv ist, dass es nicht sinnlos ist, sondern vielleicht eine Hilfe, um eine (gegenwärtige oder zukünftige) schwere Lebenssituation bewältigen zu können. Allerdings nicht allein, sondern mit Hilfe!

Unter günstigen Umständen können schwere und lähmende Depressionen auch vermieden, bzw. in leichter erträgliche umgewandelt werden. Dies kann gelingen, wenn sich die Betroffenen auf eine psychotherapeutische Behandlung einlassen, mit dem Ziel, an sich, ihrer Persönlichkeit (z. B. Typus melancholicus) und ihren persönlichen Krisenbewältigungsmöglichkeiten zu arbeiten und individuelle Ressourcen zu stärken, um mit den Belastungen und Herausforderungen des Lebens sinnstiftend umzugehen. Die Schwere der Depression ist leichter zu ertragen, wenn jemand mitträgt, seien es Mitmenschen oder Therapeut*innen. Das Schwere annehmen ist schwer, aber immer lohnend.

IV
Zu den Ursachen und Anlässen

„Abgesehen von den Ursachen einer Depression, die im Allgemeinen sowohl biologisch-physischer als psychosozialer Natur sind, bildet ein spezifischer Aspekt oft ein großes Problem bei der Behandlung: Viele depressive Patienten erkennen nicht, dass sie an einer Depression leiden. Sie fühlen sich niedergeschlagen, verzweifelt, minderwertig, schuldig, schlecht oder verloren, ohne dass sie begreifen, dass ihre Gefühle durch eine Krankheit verursacht werden: die Depression.“ [5]

W. A. Nolen

---

5 Piet C. Kuiper: Seelenfinsterns. Die Depression eines Psychiaters. S. Fischer Verlag, Frankfurt/Main 1988, S. 9.

19. Gibt es bestimmte Ursachen oder Anlässe für eine Depression?

Bei der Entstehung einer Depression wirken immer mehrere Faktoren als Ursachen und Anlässe zusammen (vgl. Nr. 3.): wir können verschiedene Ebenen unterscheiden: biologische, organische, genetische, psychologische, psychosoziale und biografische Faktoren wirken in jeweils individuell unterschiedlichen Bedeutungen zusammen. Dabei kommt dem „Faktor" Persönlichkeit sicher eine besondere, aber schwer zu fassende Bedeutung zu.

20. Welche Anlässe oder Ereignisse führen häufig zu einer Depression?

Typische Anlässe für eine Depression sind Enttäuschungen, Erschöpfung, Überforderung, Kränkungen, Verlusterlebnisse, Konflikte, Krisen (biografische und Beziehungskrisen), Traumata. Es sind also keine spezifischen Anlässe, denn aus diesen Erlebnissen können sich auch andere psychische und psychosomatische Erkrankungen entwickeln. Es kommt immer auf den Menschen an, wie er oder sie mit einem belastenden, kränkenden oder traumatischen Erlebnis umgeht. Jede Erkrankung ist eine individuelle Antwort des betreffenden Menschen auf eine bestimmte Situation. Deshalb sollte auch jede Behandlung individuell sein.

21. Ist Depression eine Hirnstoffwechselerkrankung?

Nein. Eine Depression ist eine komplexe seelische Erkrankung, die auch mit körperlichen Symptomen verbunden ist. Sie ist immer multifaktoriell bedingt und nicht nur Folge einer möglicherweise bestehenden Dysbalance der Neurotransmitter. Welche Bedeutung die Neurotransmitter bei der Depression wirklich haben, ist noch ungeklärt. Es gibt keine objektivierbaren Marker oder Diagnosekriterien im Gehirn oder im Blut oder sonst wo im Körper, die eindeutig auf eine Depression hinweisen oder immer mit ihr auftreten. Und die Wirkungsweise der Antidepressiva ist nicht nur auf die Neurotransmitter beschränkt. So kann ihre oft (aber nicht immer) beobachtbare positive Wirkung nicht als „Beweis“ für die Hypothese der Neurotransmitterursache der Depression herhalten. Vielmehr können verschiedene seelische Erlebnisse zu einer Veränderung in Hirnaktivitäten führen, die ein depressives Bild begleiten. Ebenso können ganz unterschiedliche therapeutische Maßnahmen zu einer Besserung des depressiven Bildes und zu einer Normalisierung der Hirnaktivitäten führen, die unmittelbar gar nichts mit dem Gehirn zu tun haben (siehe Therapie). So, wie die Depression den ganzen Menschen betrifft, so sollte auch die Therapie depressiv Kranker ganzheitlich und nicht einseitig sein.

22. Gibt es Zusammenhänge mit anderen, inneren Organen?

Solche Zusammenhänge mit inneren Organen, also nicht nur mit dem Gehirn, gibt es in einem anthroposophischen Krankheitsverständnis der Depression. Das bedeutet, dass anthroposophisch ausgebildete Ärzte/Ärztinnen/Psychiater depressiv erkrankte Menschen auch unter diesem Aspekt der Wirkungsweisen der inneren Organe (Herz, Lungen, Leber und Nieren) mit anthroposophischen Medikamenten, äußeren Anwendungen, Kunsttherapien und Eurythmietherapie sowie Psychotherapie gezielt behandeln können.[6] Dieser erweiterte Therapieansatz ist ein wesentliches Spezifikum der Anthroposophischen Psychiatrie.

6 Näheres dazu ist in meinem Lehrbuch zu finden: Markus Treichler: Intuitive Psychiatrie, Psychosomatik und Psychotherapie. Salumed Verlag, Berlin 2022 und in: Volker Fintelmann/Markus Treichler: Seele & Leib in Gesundheit und Krankheit. Info3 Verlag, Frankfurt/Main 2019.

V
Zu einigen Besonderheiten von Depressionen und Manie

„Der depressive Mensch fühlt sich räumlich in sich selbst eingeschlossen, und er fühlt sich zeitlich in seiner Entfaltung gehemmt. Er empfindet eine allgemeine Blockiertheit. Dabei wird die depressive Empfindung von Schwere und Hemmung zuerst häufig leibnah erlebt.“[7]

Daniel Hell

23. Sind Frauen und Männer gleich oft betroffen?

Nein, allen Statistiken zufolge sind Frauen deutlich häufiger betroffen als Männer. Das hat verschiedene Gründe. Beispielsweise sind Frauen oftmals empfindsamer, reflektieren mehr, lassen sich eher helfen, müssen nicht immer „stark“

---

7 Daniel Hell: Welchen Sinn macht Depression? Rowohlt Verlag Reinbek bei Hamburg 1994, S. 61.

sein und alles allein schaffen. Sie spüren häufig eher, wie es ihnen geht, gerade auch seelisch und können darüber sprechen. Männer scheinen da tendenziell etwas anders „gewickelt“ zu sein: sie reden weniger über ihr seelisches Befinden, nehmen es nicht so stark wahr, zeigen nicht gern Schwäche und nehmen nur schwer Hilfe an. Was sie seelisch nicht spüren „wollen“, das zeigt sich bei ihnen dann oftmals körperlich. Frustrationen, Überforderungen, Versagensängste und emotionale Belastungen reagieren Männer häufig körperlich ab: mit Sport, Aggressionen, Essen, Alkohol, Leistung. Eine bunte Mischung, die eher zu körperlichen Beschwerden oder Erkrankungen führt als zu einer seelisch erlebten Depression. Darin liegen die Gründe, warum Depressionen bei Männern seltener diagnostiziert werden.

24. Sind Männer anders depressiv als Frauen?

Ja, wie aus der vorherigen Antwort deutlich wird, sind Männer vielleicht nicht seltener, sondern anders depressiv. Deshalb haben die Statistiken zwar recht, weil Männer seltener als depressiv diagnostiziert werden – aber auch wieder unrecht, weil Männer eben anders depressiv sind, und eher körperliche Beschwerden und Diagnosen bekommen.

25. Hat Depression etwas mit dem Charakter zu tun?

Nein – Depression ist keine Charakterschwäche! Depression ist eine Erkrankung, die jeden Menschen treffen kann. Dennoch kann es Persönlichkeitseigenschaften geben (siehe Typus melancholicus), die unter bestimmten äußeren Gegebenheiten und innerer Unbeweglichkeit (fehlende Flexibilität oder Leichtigkeit), das Auftreten einer depressiven Erkrankung begünstigen können. Die depressive Erkrankung ist aber nicht Ausdruck oder Folge eines „schwachen" Charakters, sondern es sind immer mehrere Faktoren, die zu einer Depression führen. Und die Persönlichkeit von depressiven Menschen ist zwar empfindsam und gewissenhaft, aber nicht „schwach", sondern vornehmlich leistungsorientiert mit der Tendenz, sich eher zu überfordern als sich auszuruhen.

26. Sind Depression und Melancholie dasselbe?

Depression und Melancholie sind verwandt, aber nicht identisch: Melancholie ist ein größerer Begriff, der für verschiedene Eigenschaften und Zustände uneinheitlich gebraucht wird: Genaueres siehe unter Nr. 9 zur Melancholie.

27. Sind depressive Menschen selbstbezogen?

Das wird oft behauptet, das Gegenteil ist eher der Fall. Depressive Menschen sind betont für andere da, sind bereit, sich aufzuopfern und können weder leicht Nein sagen noch sich gut abgrenzen. Vielmehr haben sie, wie bereits erwähnt, sehr hohe Ansprüche und Erwartungen an sich selbst und ihre Leistungen für andere (aufgrund eines geringen Selbstwertgefühls). Können sie diese Erwartungen nicht erfüllen, oder erleben sie einen Verlust, so sind sie von ihrem Leben (wegen des Verlusts oder eines anderen Hindernisses) und von sich selbst enttäuscht und machen sich Vorwürfe, erleben ihr vermeintliches „Versagen“. Das sieht auf den ersten

Blick selbstbezogen aus, weil die Gedanken um das eigene Versagen kreisen; aber in Wirklichkeit ist es eher eine Unfähigkeit, Loslassen zu können. Deshalb kreisen die Gedanken und Gefühle um das Verlorene, um das Nicht-Erreichte, weil sie die Vergangenheit nicht loslassen und nicht akzeptieren können was ist, sich aber auch nicht öffnen können für eine Zukunft, in der es besser werden kann. Das ist ein depressiver Circulus, der sich negativ verstärkt und aus dem es einen Ausweg braucht, den Depressive allein nicht sehen können. Dazu brauchen sie Hilfe.

28. Gehört Selbstmitleid zur Depression?

Nein, auch wenn es manchmal so aussehen kann. Depressive Menschen sind weder schwach noch Versager, sondern vielmehr gewissenhaft, empfindsam und verletzlich und das alles mit hohen Ansprüchen an sich selbst. Wir nennen das heute Perfektionismus. Scheitern die Menschen daran, so fühlen sie sich als Versager und leiden darunter, selten suchen sie den Grund für ihr Versagen bei anderen. Wenn sie aber unter ihrem vermeintlichen Versagen leiden und die „Schuld“ bei sich sehen, so ist das typisch depressives negatives Denken – und kein Selbstmitleid. Diese Situation kann bei Menschen mit einer neurotischen Depression, einer Dysthymie anders aussehen: bei ihnen kann sowohl eine gewisse Selbstbezogenheit als auch ein Selbstmitleid bemerkt werden, was zu einer Umkehr des depressiven Schulderlebens führen kann: jetzt fühlt sich nicht der depressive Mensch schuldig, sondern eher „die anderen sind schuld“.

29. Ist Depression eine moderne Zeitkrankheit?

Ja und Nein. Ja kann man sagen, insofern die depressiven Erkrankungen in den vergangenen Jahrzehnten stetig und deutlich an Häufigkeit zunehmen und die Erkrankung eine große Bedeutung in unserer Zivilisation hat. Nein kann man sagen, weil die Depression als Melancholie und Schwermut (ältere deutsche und sehr zutreffende Bezeichnung) schon sehr lange bekannt ist und die Melancholie bereits in der griechischen Mythologie beschrieben wird, mit den gleichen Symptomen, die auch heute zur Diagnose einer rezidivierenden (melancholischen und psychotischen) Depression gehören. Es ist wahrscheinlich ein Charakteristikum unserer Zeit und Zivilisation (mit einem Verlust an Tradition und einer Überforderung an Freiheit und Beliebigkeit und Informationen, die keinen Halt bieten, wenn es nötig ist), dass die depressiven Erkrankungen besonders häufig auftreten, auch und gerade bei jungen Menschen – aber neu ist die Depression/Melancholie als Erkrankung nicht.

30. Wenn man einmal eine Depression hatte, kommt sie dann immer wieder?

Nein, es gibt durchaus einmalige depressive Episoden. Aber es ist tatsächlich häufiger (in ca. zwei Drittel der Fälle), dass es im Lauf des Lebens zu wiederholten depressiven Episoden kommt.

31. Wird man nach einer Depression immer auch manisch?

Nein, natürlich nicht. Es kann leichte, sogenannte hypomanische Nachschwankungen nach einer depressiven Episode geben, die nach einigen Tagen vorüber sind. Eine manische Phase nach einer Depression spricht eindeutig für eine bipolare affektive Erkrankung, also eine manisch-depressive Psychose. Das ist ein schweres Krankheitsbild, und die Betroffenen sollten immer psychiatrisch behandelt werden.

32. Was bedeutet manisch-depressiv oder bipolar?

Wie schon erwähnt, bedeutet die Bezeichnung „manisch-depressiv", dass es im Verlauf einer affektiven Erkrankung abwechselnd (nicht gleichzeitig) neben depressiven auch zu manischen Episoden oder Phasen kommt. Eine „Manie" zeigt sich in den Symptomen genau als Gegenbild zur Depression. Alle depressiven Symptome können sich in heftiger Ausprägung in ihr Gegenteil verkehren und zu einem sehr schweren Krankheitsbild führen. Insbesondere in den drei seelischen

Grundbereichen von Denken, Gefühlen und Stimmungen sowie dem Wollen zeigen sich die gegensätzlichen Symptome:

	depressiv	**manisch**
Denken:	gehemmt und grüblerisch	ungehemmt und flüchtig
Gefühle, Stimmung:	schwer, sorgenvoll	leicht, euphorisch, sorglos
Antrieb, Wollen:	gehemmt, gelähmt	gesteigert, gelockert, überaktiv

Bei allen manischen Symptomen ist die Umkehr von Gehemmtheit und Verlangsamung in Ungehemmtheit, Flüchtigkeit und Beschleunigung zu erkennen. Das führt zu einem sehr dynamischen, überaktiven, und für Mitmenschen schwer zu ertragenden Krankheitsbild ohne Leiden und Krankheitseinsicht bei den Betroffenen, was die Behandlungsmöglichkeiten erheblich erschwert.

33. Wie behandelt man eine bipolare (manisch-depressive) Psychose?

Menschen mit einer manisch-depressiven, also einer bipolaren affektiven Erkrankung („bipolare affektive Psychose“) sollten immer psychiatrisch-medikamentös behandelt werden. Eine Psychotherapie allein reicht hier nicht aus. Angezeigt sind bei dieser Erkrankung spezifische Medikamente, die stimmungsstabilisierend und damit phasenprophylaktisch besonders für manische Phasen wirken. Das Mittel der Wahl ist Lithium, das eine gute phasenprophylaktische Wirkung zeigt, wenn es regelmäßig über viele Jahre eingenommen wird und der therapeutische Lithiumspiegel im Blut regelmäßig ärztlich kontrolliert wird. Lithium kann eine Reihe von unerwünschten Nebenwirkungen haben, die wiederum medikamentös zu behandeln sind, wenn auf das Lithium nicht verzichtet werden kann. Alternativ zu Lithium gibt es noch weitere stimmungsstabilisierende Medikamente, sog. Mood-Stabilizer, die sonst als Antikonvulsiva (gegen Epilepsie) bekannt sind: Carbamazepin, Lamotrigin und Valproinsäure. In der akuten Manie reichen diese stabilisierenden Medikamente nicht aus, je nach Intensität der psychotischen Symptome, die in einer manischen Episode nahezu immer auftreten, ist die Verordnung von sedierenden Neuroleptika nicht zu vermeiden.

Vor einer Behandlung mit Lithium müssen die Patient*innen gründlich über die Risiken der Therapie aufgeklärt werden, insbesondere über die Gefahren einer Lithiumintoxikation, z. B. bei Flüssigkeitsverlust, Schwitzen, Fieber. Ein plötzliches Absetzen von Lithium führt fast immer zu einem Rezidiv einer manischen Episode. Eine auf eine Manie folgende depressive Episode stellt eine besondere Herausforderung dar, insofern Antidepressiva wiederum eine Manie auslösen können.

Da in einer manischen Phase von den Betroffenen aus der Hemmungs- und Distanzlosigkeit in der Manie oft Dinge gesagt und getan werden, die nachher mit Scham und Schuldgefühlen erlebt und bewertet werden, ist es sehr wichtig, Menschen mit einer manischen oder bipolaren Erkrankung im Anschluss an die medikamentöse Akutbehandlung eine psychotherapeutische Begleitung und Unterstützung anzubieten. So kann das vergangene krankheitsbedingte Verhalten eingeordnet und bewältigt werden, und die Gefahr erneut depressiv und möglicherweise suizidal zu werden wird reduziert.

34. Was bedeuten „psychotische Symptome" bei einer Depression?

Psychotische Symptome können im Rahmen einer schweren Depression auftreten; es handelt sich dann meist um eine melancholische Depression. Die psychotischen Symptome bestehen in wahnhaftem Erleben; das bedeutet zum Beispiel zur Stimmung der depressiv Kranken passendes wahnhaftes Erleben von Schuld (Schuldwahn), Versündigung (Versündigungswahn), Verarmung (Verarmungswahn) und Erkrankung (hypochondrischer Krankheitswahn) und nihilistischer Wahn (Verneinung von allem Positiven). Das wahnhafte Erleben passt zwar zur depressiven Stimmung, aber nicht zur Realität der Patient*innen. Wahnhaftes Erleben ist rationalen Argumenten nicht zugänglich; es ist gedanklich nicht korrigierbar und es hat keinen Realitätsbezug. Selten kann auch halluzinatorisches Erleben in Form von Stimmenhören auftreten. Patient*innen mit psychotischen Symptomen im Rahmen einer depressiven Erkrankung sind schwer krank und sollten immer fachärztlich auch mit Medikamenten behandelt werden. Manchmal ist auch eine vorübergehende stationäre Behandlung sinnvoll; am besten mit

Einverständnis der Betroffenen. Diese besonders schwere Form der Depression ist selten, aber medikamentös immer gut zu behandeln.

VI
Zur Lebensmüdigkeit/Suizidalität

„Vielleicht braucht es von Seiten der Familie, der Freunde, Geliebten, Bewunderer eine fast schon religiöse Hingabe, um die Leidenden davon zu überzeugen, dass das Leben, ganz im Gegensatz zu dem häufigen Gefühl ihrer eigenen Wertlosigkeit, doch noch seinen Wert hat; eine solche Hingabe hat schon zahllose Selbstmorde verhindert.“ [8]

William Styron

35. Kann man bei einer Depression lebensmüde/suizidal werden?

Ja, Lebensmüdigkeit, also Suizidalität ist bei schweren depressiven Erkrankungen ein häufi-

---

8 William Styron: Sturz in die Nacht. Die Geschichte einer Depression. Verlag Kiepenheuer & Witsch, Köln 1990, S. 72 f.

ges und charakteristisches Symptom, an das immer gedacht werden muss. Lebensmüdigkeit hängt immer auch mit Hoffnungslosigkeit zusammen, und diese ist für die Depression typisch.

36. Ist Suizidalität häufig bei einer Depression?

Suizidalität ist bei depressiven Menschen deutlich häufiger als bei nicht depressiven, bzw. von anderen Krankheiten Betroffenen. Bei jeder schweren Depression muss an die Entwicklung lebensmüder Stimmungen und Gedanken und an die Gefahr einer suizidalen Handlung gedacht werden. Das bedeutet immer eine besonders intensive Begleitung und Behandlung.

37. Wie erkennt man, ob jemand suizidal ist?

Da gibt es nur ein sicheres Mittel: Ansprechen, in einfachen, klaren Worten danach fragen. Es ist ein verbreiteter Irrtum, man dürfe depressive und lebensmüde Menschen nicht auf ihre möglichen Absichten, sich das Leben zu nehmen, ansprechen, weil sie das eventuell in ihrer Absicht verstärken würde. Das Gegenteil ist richtig: die meisten lebensmüden Menschen sind froh und dankbar, wenn jemand sie auf diese quälenden und mit Scham und Schuldgefühlen behafteten Gedanken anspricht. Das entlastet sie, gibt ihnen endlich die Möglichkeit, darüber zu sprechen, und es zeigt ihnen, dass es jemanden gibt, der ihre innere Not erkennt und danach fragt. Das ist ein erster und wichtigster Schritt zur Überwindung der akuten Lebensmüdigkeit: das Gespräch mit einem Menschen.

38. Kann man suizidalen Menschen überhaupt helfen?

Ja, das kann man und man muss es auch versuchen, denn Lebensmüdigkeit bedeutet nicht, dass die Betreffenden sterben wollen! Sie können und wollen nur *so* nicht weiterleben, wie ihre – vermeintlich hoffnungslose – Situation gerade ist. Deshalb ist jede Hilfe wichtig und oft lebensrettend. Die allermeisten Menschen, die nach einem Suizid(-versuch) gerettet werden konnten, bereuen diese Rettung nicht, sondern sind dankbar dafür, dass sie weiterleben. Die entscheidende Hilfe ist zunächst die Anwesenheit eines Menschen der sich interessiert; im Weiteren das offene, wertschätzende und nicht (ver-)urteilende Gespräch; damit kann die erste akute Suizidalität meist überwunden werden. Daran muss sich dann eine professionelle Therapie der Depression, unter Umständen auch eine stationäre Behandlung anschließen. Jede Suizidalität geht vorüber – am besten mit einer angemessenen Therapie der Depression und, je nach den Umständen, eventuell einer weiteren Unterstützung im Leben.

39. Helfen Religion und Spiritualität gegen Lebensmüdigkeit und Suizid?

Ja, Religion und Spiritualität können in einem gewissen Maß schützen, während einer depressiven Erkrankung nicht akut suizidal zu werden. Dieser Schutz lässt allerdings nach, wenn die Depression sehr schwer oder psychotisch ist.

40. Gibt es einen Schutz vor Selbsttötung?

Der beste Schutz vor einer Selbsttötung (bitte nie *Selbstmord* sagen, denn wer sich aus Verzweiflung in einer schweren depressiven oder anderen Erkrankung das Leben nimmt, ist kein *Mörder*, sondern schwer krank und dringend hilfebedürftig!) ist eine gute, vertrauensvolle und tragfähige mitmenschliche Beziehung. Dann kommen weitere soziale Unterstützung, Religiosität bzw. Spiritualität und eine gute therapeutische Beziehung. In einer Therapie können dann auch eventuell notwendige Medikamente zum Einsatz kommen, oder eine stationäre Behandlung.

VII
Zur Therapie der depressiven Erkrankungen

„Mir reicht, wenn der andere ‚nur' da ist, mit Körper und Geist und mit Liebe. Liebe hilft sogar, wenn sie von Profis kommt."

Aussage eines depressiven Menschen

41. Wie behandelt man heute eine Depression?

Am besten ganzheitlich und mehrdimensional, wie es sowohl der Krankheit als auch dem Menschen entspricht. Das bedeutet: depressive Patient*innen nicht nur mit einer therapeutischen Maßnahme zu behandeln. Ziel jeder Therapie von depressiven Menschen ist die Besserung, die Überwindung oder ein gelingender Umgang mit den depressiven Beschwerden. Das bedeutet konkret: Stimmungsaufhellung, Erleichterung der Hemmungen, Erschwerungen und Verlangsamungen der seelischen (Willensantrieb, Denken, Fühlen, Erinnern u. a.) und auch von körperlichen Funktionen.

Aus meiner Erfahrung empfehle ich nach Möglichkeit aus den vier Säulen einer Depressionstherapie die für den betreffenden Menschen und seine depressive Symptomatik passenden Angebote auszuwählen.

- *Erste Säule – Natürliche Therapien:*
  „Morgenlauf", Bewegungstherapie, Sporttherapie, Schwimmen, Laufen; Lichttherapie bei der saisonalen Winterdepression; kontrollierter Schlafentzug (Wachtherapie), besonders bei Depressionen mit somatischem Syndrom. Diese therapeutische Anwendung (ärztlich verordnet und begleitet) kann mit erfolgtem Schlafentzug in der zweiten Nachthälfte zu einer sofortigen Besserung der depressiven Stimmung führen; die allerdings nicht langanhaltend ist, weshalb der Schlafentzug regelmäßig einmal wöchentlich zu wiederholen ist. Auf diese Weise, mit einer halben aktiv durchwachten Nacht (ab 1:30 Uhr) kann als einzige therapeutischer Maßnahme die depressive Stimmung *von heute auf morgen* gebessert werden! (Man vergleiche dazu den Wir-

kungseintritt von Antidepressiva: nach zwei bis drei Wochen – dann allerdings anhaltend). Anhaltend wird die Wirkung des Schlafentzugs durch regelmäßige Wiederholung auch; und dazwischen viel Bewegung.

Insbesondere der regelmäßige, tägliche „Morgenlauf" (ca. 20 bis 30 Minuten flottes Gehen in der frischen Luft) nach dem frühen Aufstehen ist sowohl therapeutisch als auch prophylaktisch gut stimmungsaufhellend wirksam. Diese therapeutischen Maßnahmen können eine medikamentöse Behandlung mindestens unterstützen; da sie keine unerwünschten Nebenwirkungen haben (bei Schlafentzug sind Kreislaufbelastungen möglich), sind sie langfristig anwendbar und haben meist auch eine vorbeugende Wirkung. Trotz des Schlafbedürfnisses depressiver Patient*innen wirkt sich viel Schlaf nicht gut auf Stimmung und Willensantrieb aus. Viel besser zur Überwindung der depressiven Hemmungen ist es, morgens früher aufzustehen als notwendig und die gewonnene Zeit mit körperlicher Aktivität, z. B. Morgenlauf oder Schwimmen, zu verbringen. Das verbessert die Stimmungslage für den ganzen Tag nachhaltig. Wesentlicher Aspekt bei all diesen Therapien ist die Überwindung der depressiven Schwere durch Bewegung.

- *Zweite Säule – Medikamentöse Behandlung:* Hier kommen neben den heute üblichen Antidepressiva auch phytotherapeutische, anthroposophische und homöopathische Medikamente in Betracht. Nicht alle Menschen sprechen auf Antidepressiva an, d.h. nicht alle erleben davon eine positive Wirkung. Manche spüren unangenehme unerwünschte Nebenwirkungen, weshalb sie die Medikamente nicht vertragen und wieder absetzen. Viele profitieren gut von den Medikamenten. Für die anderen Patient*innen sind deshalb Alternativen wichtig. Das sind die genannten natürlichen Therapien, aber auch pflanzliche Medikamente wie z.B. Johanniskraut (Hypericum) und weitere Arzneimittel der komplementären, integrativen Medizin. Außerdem Kunst- und kreative Therapien (siehe unten). Weiterhin ganz wesentlich die Psychotherapie. Bei der Therapie depressiver Menschen ist also nicht nur an Antidepressiva zu denken!

  Bei den Antidepressiva unterscheiden wir heute nach ihrer Wirksamkeit zwei Gruppen:

die stimmungsaufhellenden und antriebssteigernden, und die stimmungsaufhellenden und beruhigenden Medikamente. Zwischen diesen ist je nach Beschwerdebild der Patient*innen zu unterscheiden und zu wählen. Zu der ersten Gruppe zählen beispielsweise die heute besonders häufig verordneten SSRI, also die Serotonin-spezifischen Wiederaufnahmehemmer wie z. B. Citalopram, Fluoxetin; selektiv nur auf Noradrenalin wirksam, ist das Reboxetin.

Aber auch die auf Noradrenalin und Serotonin spezifischen, dualen Antidepressiva wie z. B. Venlafaxin, Duloxetin. Auch das „klassische" Antidepressivum Anafranil wirkt *antriebssteigernd.*

Demgegenüber stehen die antidepressiv wirkenden Medikamente mit *beruhigender und schlafördernder Wirkung,* wie z. B. Mianserin und Mirtazapin, die auch einen dualen Wirkungsansatz auf Noradrenalin und Serotonin haben, aber abends und zur Nacht eingenommen werden sollen. Diese Gliederung der Antidepressiva und ihrer Verordnung nach dem klinischen Beschwerdebild der Patient*innen ist ein praktischer Aspekt für die Anwendung. Darüber hinaus gibt es keine sichere Möglichkeit, die Wirkung eines Antidepressivums für einen bestimmten Patienten/Patientin vorauszusagen. Man wird immer mit einer geringen Dosis beginnen, um die Verträglichkeit beurteilen zu können und dann, bei guter Verträglichkeit und positiver Wirkung, die Dosis langsam steigern, bis zu einer erwünschten Besserung der Beschwerden. Bei ausbleibendem Erfolg wird das Antidepressivum gewechselt werden müssen, bis sich ein gewünschter Erfolg einstellt. Wenn ein gewünschter Erfolg ausbleibt, so kann zu einem Antidepressivum augmentativ (unterstützend) Lithium gegeben werden, oder auch ein anderer Mood-Stabilizer (siehe bei Nr. 32), um die Wirkung des primären Antidepressivums zu unterstützen. Wie diese Wirkung zustande kommt, ist allerdings bis heute noch nicht geklärt.

Nach Abklingen der depressiven Symptomatik soll das Medikament/Antidepressivum bzw. die verordnete Kombination noch einige Monate weiter eingenommen werden, da, wie schon gesagt, die Dauer einer depressiven Episode durch die Medikamente nicht verkürzt werden kann. Dann empfiehlt es sich, das Medikament langsam auszuschleichen. Nicht wegen einer Gewöhnung oder gar Abhängigkeit (Antidepressiva machen nicht abhängig!), sondern um nicht einen depressiven Rückfall zu provozieren, bzw. falls die depressive Episode noch anhält, dies schnell zu erkennen und entsprechend weiter zu behandeln. Ein vorschnelles Absetzen der Antidepressiva kann eine Verschlechterung der Symptome hervorrufen.

Durch die Möglichkeiten der modernen, besser verträglichen Antidepressiva kann vielen depressiven Patient*innen besser geholfen werden als das früher möglich war. Trotzdem ist die Verordnung von Antidepressiva immer gut und kritisch abzuwägen. Ob in einem vorliegenden Fall ein Antidepressivum angezeigt ist, muss nach Schwere der Depression, nach Lebenssituation und Persönlichkeit der Betroffenen und nach Abwägung des Vorhandenseins möglicher Alternativen oder Ergänzungen zu den Antidepressiva – am besten unter Beratung eines erfahrenen Psychiaters/Psychiaterin – entschieden werden.

Das Behandlungsziel mit antidepressiven Medikamenten ist Stimmungsaufhellung der depressiven Verdunkelung und Anregung des gehemmten, oder beruhigen des agitierten Antriebs, oder bei Schlafstörungen.

- *Dritte Säule – Kunsttherapien:*
  Z. B. Maltherapie, Musiktherapie, plastische Gestaltungstherapie, Gesang-, Schreib-, Sprach- und Tanztherapie und Eurythmie-Therapie haben nachgewiesenermaßen eine antidepressive, stimmungsaufhellende, die Willenskraft anregende und das Selbstgefühl stärkende Wirkung. Insbesondere die Anthroposophischen Kunsttherapien und die Eurythmietherapie (Heileurythmie) sind für depressive Menschen aufgrund von vielen positiven Erfahrungen damit therapeutisch und prophylaktisch zu empfehlen.

  Kunst- und kreative Therapien können die dunkle Stimmung aufhellen, den gehemmten oder agitierten Antrieb regulieren, das Selbsterleben positiv fördern und ein neues Selbstwertgefühl anregen.

- *Vierte Säule – Psychotherapien:*
  Es gibt verschiedene psychotherapeutische Richtungen, die heute angeboten werden. Jede hat ihren eigenen Ansatz, je nach ihrem Krankheitsverständnis. Die heute besonders

häufig angewandte kognitive Verhaltenstherapie hat zum Ziel, die Spirale von negativen Gedanken, depressiven Stimmungen und vermindertem Antrieb zu durchbrechen. Ihr Ansatz ist eine spezifische Symptomtherapie. Natürlich haben auch die anderen Psychotherapieformen das Ziel, das depressive Erleben und Verhalten zu verbessern bzw. zu überwinden. Da die Depression ein komplexes und vielschichtiges Krankheitsbild ist, und den Menschen als ganze Person betrifft (und nicht nur einzelne Funktionen), sind auch andere Ansätze therapeutisch wirksam. Die Anthroposophische Medizin hat in allen den genannten therapeutischen Möglichkeiten spezifische Angebote zur Behandlung depressiver Menschen; auch eine spezielle anthroposophische Psychotherapie[9]. Psychotherapie kann und sollte nicht nur Symptome bessern, sondern Einsichten in Zusammenhänge sichtbar machen, die zu einer

---

9 siehe hierzu: Markus Treichler: zu Verständnis und Therapie der Depression unter: www.anthromedics.com/depression und: Markus Treichler: Intuitive Psychiatrie, Psychosomatik und Psychotherapie. Berlin 2022.

Bewältigung der depressiven Erkrankung führen können und ihre Sinnhaftigkeit finden und erleben lassen.

42. Wie wirken Antidepressiva?

Die genaue Wirkungsweise von Antidepressiva ist, trotz der umfangreichen pharmakologischen Forschung, nicht bekannt. Sowohl das Krankheitsbild Depression als auch die Funktionen der Neurotransmitter, und auch die Wirkansätze der Antidepressiva sind zu komplex, als dass die therapeutische Wirkung auf einen Faktor oder eine Funktion allein zurückgeführt werden könnte. Wie die Entstehung der Depression, die man als multifaktoriell annimmt, so müssen wir auch die Therapie multifaktoriell ansetzen, wobei wir auch hier die Bedeutung der in Betracht kommenden Faktoren im Einzelnen nicht genau beschreiben können. Insofern ist es nicht überraschend, wenn die Kombination verschiedener therapeutischer Möglichkeiten, z. B. zwei oder drei Maßnahmen aus den genannten vier Säulen der Depressionstherapie, wirkungsvoller ist als nur eine Maßnahme allein. In mindestens einem Viertel der Fälle von verordneten Antidepressiva haben die Patient*innen keine positive oder gar keine Wirkung erfahren. Deshalb ist die Berücksichtigung von ergänzenden und alternativen Behandlungsmöglichkeiten unverzichtbar.

43. Wie wirkt Psychotherapie, und speziell die Anthroposophie-basierte Psychotherapie AbP®?

Generell kann die psychotherapeutische Behandlung depressiver Patient*innen drei Ziele anstreben:

1. Eine Linderung der depressiven Symptome;
2. Eine Bearbeitung der auslösenden Situation (Kränkung, Konflikt, Krise, Trauma, Verlust, Überforderung);
3. Eine Reflexion und Bearbeitung der psychischen Persönlichkeitsmerkmale, die zu einer depressiven Erkrankung disponieren.

Für die Anthroposophische Psychotherapie können wir die ersten beiden Ziele in variierter Form ebenfalls anstreben. Dann ergeben sich zusätzlich entscheidende neue Aspekte im Rahmen einer Anthroposophie-basierten Psychotherapie.

Insgesamt können wir für die Anthroposophie-basierte Psychotherapie vier Ziele anstreben:

1. Eine Linderung der depressiven Beschwerden;
2. Eine Bearbeitung der auslösenden Situation (Kränkung, Konflikt, Krise, Trauma, Verlust, Überforderung);
3. Eine spezifische Beachtung der depressiven Symptome als Ausdruck von Organwirksamkeiten (von Herz, Lunge, Leber, Nieren) im seelischen Erleben und Verhalten. Dazu können neben Medikamenten angemessene psychotherapeutische Interventionen im therapeutischen Gespräch zu einem neuen Verständnis der depressiven Beschwerden führen, wodurch die Patient*innen eine bewusste Distanzierung von den Symptomen und eine neue Haltung der Erkrankung gegenüber entwickeln können. Diese psychotherapeutischen Schritte stehen in Ergänzung zu äußeren Anwendungen, anthroposophischen Medikamenten und Kunsttherapien und

Eurythmietherapie, die ebenfalls unter diesen Gesichtspunkten angewendet werden können.

4. Eine Reflexion der individuellen leiblich-seelisch-geistigen Konstitution, der „Persönlichkeitsstruktur" in einem größeren Sinn, insbesondere der seelischen Entwicklung und der biografischen Situation, die eine depressive Erkrankung als Antwort auf bestimmte Erlebnisse hervorgerufen hat. Diese Konstitution drückt sich seelisch in der inneren Haltung der Patient*innen aus, die sie der Erkrankung gegenüber entwickeln können.

Die Ziele 3 und 4 stehen zu den Zielen 1 und 2 in komplementärer Ergänzung: hier geht es nicht um das Erleben von Symptomen der Patient*innen, nicht um Aufarbeiten von Erlebtem, sondern um die Gesamtpersönlichkeit und die innere Haltung des Menschen der Erkrankung und dem Schicksal gegenüber. Die innere Haltung des Menschen ist eine Leistung des Ich in der Seele; sie erlaubt uns, alles Erlebte zu bewerten und ihm eine individuelle Bedeutung zu geben. Letztlich führt unser Bewerten des Erlebten und unser Bedeutung-Geben zu dem persönlichen seelischen Erleben, zu den Gedanken und Gefühlen, die dann entweder als seelische Erkrankungen erscheinen können (z. B. Angst, Depression, Erschöpfung, Zwänge), oder eine Bewältigung des Erlebten ermöglichen. Insofern ist ein psychotherapeutischer Ansatz an der inneren Haltung der Patient*innen, wie wir es in der Anthroposophie-basierten Psychotherapie® entwickelt haben, ein spezifisch anthroposophischer Ansatz, der gezielt die Ich-Wirksamkeit in der Seele anspricht und unterstützt, um auf diesem Weg Akzeptanz, Neubewertung und Bewältigung der Erkrankung zu ermöglichen.

Um die therapeutischen Ziele bearbeiten und erreichen zu können, gibt es verschiedene psychotherapeutische Wege. Die Anthroposophie-basierte Psychotherapie AbP® hat dafür spezielle Ansätze, Methoden, psychotherapeutische Interventionen und Übungen entwickelt (siehe dazu meine beiden Fachbücher im Salumed Verlag).

Um Menschen mit depressiven Erkrankungen angemessen behandeln zu können, ist es aus meiner Erfahrung notwendig, nicht nur depressive Symptome zu sehen und therapieren zu wollen, sondern das Wesen der depressiven Erkrankungen zu erkennen und ihren Sinngehalt in der Biografie der betroffenen Menschen zu berücksichtigen. Das Auftreten von *Schwere* im Leben an Leib und Seele eines Menschen hat immer Sinn und Bedeutung.

VIII
Vom Sinn der Depression

„Was von uns verlangt wird, ist, dass wir das Schwere lieben und mit dem Schweren umgehen lernen. Im Schweren sind die freundlichen Kräfte, die Hände, die an uns arbeiten."

Rainer Maria Rilke

44. Haben Depressionen einen Sinn?

Das ist die ursprüngliche Ausgangsfrage des Buches und vieler Menschen mit Depressionen – und sie soll klar beantwortet werden: Depressionen haben Sinn. Wir können zwei Ebenen der Sinnhaftigkeit von Depressionen unterscheiden: einmal einen „allgemeinen Sinn", der für depressive Erkrankungen generell zu entdecken ist; zum anderen einen jeweils individuellen Sinn der betreffenden depressiven Person.

Die allgemeine Sinnhaftigkeit von Depressionen ist darin zu sehen, dass eine Depression immer die Erkrankung einer Person in einer bestimmten biografischen und psychosozialen Situation ist, und die auftretende Depression als die Antwort des Menschen auf diese Situation zu verstehen ist. Das bedeutet, dass die depressive Erkrankung zunächst einmal zu verstehen ist in ihrem Entstehungszusammenhang. Sie ist Antwort eines Menschen auf eine bestimmte Situation, auf die es momentan für ihn oder sie keine andere Antwort gegeben hat – die es aber gibt, und die zu finden auch Aufgabe der Therapie ist.

Oft sind Depressionen in diesem Sinn zu verstehen als ein persönlicher „Schutzraum" um etwas Unbewältigtes aus der Vergangenheit doch noch bewältigen zu können, oder um sich auf etwas (vielleicht unbekanntes) Bevorstehendes sammeln und vorbereiten zu können, oder um sich auf sich selbst besinnen zu dürfen, um eine neue innere Haltung finden zu können. Diese „allgemeinen" Sinnbezüge von Depressionen verweisen auch schon auf die individuelle Sinnhaftigkeit einer depressiven Erkrankung, nämlich darauf, zu erkennen, um welche persönlichen Zusammenhänge es tatsächlich geht – und welche „Botschaft" die Depression hat, in dem individuellen Kontext des je eigenen Lebens der Betroffenen; welchen Sinn die Person anzunehmen bereit ist. Denn Sinn zwingt sich nicht auf; Sinn lässt frei, ihn anzunehmen oder zu ignorieren. Das ist immer Chance und Risiko des Menschen.

45. Wie kann man mit seiner Depression sinnvoll umgehen?

Indem man sie annimmt, als das, was sie ist: eine Erkrankung, die eine Antwort ist auf eine „Frage des Schicksals", die wir als Betroffene meist noch nicht verstanden haben. Um die Schicksalsfragen oder Herausforderungen zu verstehen, brauchen wir oft „Übersetzer", die uns ein Krankheitsbild deuten und verständlich machen. Das können Mitmenschen sein, oder Therapeut*innen, wenn eine gute zwischenmenschliche oder therapeutische Beziehung besteht. Das kann auch allein in intensiver Beschäftigung, zum Beispiel mit Tagebuch- oder Gedichte-Schreiben gelingen.

Für die „Deutungsarbeit" zur Bewältigung einer Depression sind aus meiner Erfahrung drei Aspekte wichtig:

1. Inneren Abstand zu dem depressiven Erleben erarbeiten und gewinnen. Zum Beispiel: „ich erlebe, wie es mir jetzt geht; aber ich weiß auch, wie es mir vorher ging – ich weiß, dass die Depression mein Erleben, Denken und Handeln trübt und verfärbt. Davon will ich mich nicht bestimmen lassen; denn ich weiß, dass die Depression wieder vorübergeht, auch wenn es sich momentan nicht so anfühlt. Deshalb brauche ich Zeit und Geduld mit mir selbst.

   Bei jedem depressiven Symptom das ich habe, spüre und erlebe, weiß ich doch immer und ohne Zweifel, dass ich noch mehr und anderes bin als nur depressiv: ich bin ein Mensch in einem bestimmten Alter, mit einem Geschlecht, in bestimmten Lebenssituationen, mit Eigenschaften, Schwächen und Stärken, mit Einschränkungen und Möglichkeiten, mit Wünschen und, auch wenn es hoffnungslos aussieht, mit meiner Möglichkeit, das alles zu beurteilen, zu erkennen und meine persönliche Haltung dazu zu finden. Denn ich bin mehr als nur depressiv, ich bin bereit, mir helfen zu lassen, die Depression zu überwinden." In einer schweren Depression braucht man dafür einen Menschen, der einen darin bestärkt und unterstützt und begleitet, indem er einem sein Vertrauen schenkt.

2. Individuelle Strategien zum Umgang mit den depressiven Einschränkungen entwickeln. Zum Beispiel: „was kann ich tun, was mir die Depression erleichtert, wie z. B. Bewegung, den eigenen Rhythmus finden und pflegen, Gespräche mit einem lieben Mitmenschen führen, zu mir passende Aufgaben und Ziele vornehmen, an mich glauben, wie es auch der eine oder andere Mensch tut.
3. Hilfe annehmen, denn mit einer Depression muss man nicht allein klarkommen. Das gilt für jeden Menschen: eine depressive Erkrankung hat die Kraft, dass sie einen auch zum Aufgeben bringen kann, wenn man sich nicht rechtzeitig helfen lässt. Deshalb ist es wichtig, sich gerade in dieser Situation nicht zu übernehmen, sondern seine Grenzen zu sehen und die Möglichkeiten der professionellen und der mitmenschlichen Hilfe anzunehmen.

46. Wie findet man den Sinn seiner Depression?

Indem man sich auf sie einlässt; sie nicht weghaben will, sie nicht verflucht, sie nicht ignoriert oder verkennt; sondern sie in ihrer zunächst immer unbekannten und unerkannten Sinnhaftigkeit annimmt und anerkennt, dass sie eine zu entschlüsselnde Botschaft hat und man mit allen möglichen Unterstützungen genau diese persönliche Botschaft erfahren möchte. Das ist schwer – und darum geht es auch: das Schwere in uns, im Leben, im Dasein anzunehmen, um es verwandeln zu können in uns. Im Leichten liegt Flüchtigkeit, im Schweren liegt Bedeutung, liegt Sinn. Und der Sinn des Lebens, der Sinn einer Erkrankung ist immer größer als unser Verstand.

Schlusswort: was möchte ich mit diesem Buch?

> „Was ich in den letzten Monaten (einer Depression und Therapie) an Erkenntnis und Bewusstseinserweiterung erlebt habe, habe ich mein ganzes Leben vorher nie gehabt – und das ist es auf jeden Fall wert gewesen."
>
> Aussage eines depressiven Patienten von mir.

Ich möchte mit diesem kleinen Buch depressiven Menschen helfen, ihre Angst vor der Depression loszulassen; sich helfen zu lassen, auch von professioneller Seite. Wieder Vertrauen zu gewinnen, zu sich selbst, zu Mitmenschen und zu ihrem Schicksal. Eine Depression ist schwer zu ertragen, schwer zu erleiden und schwer zu überwinden. Aber es ist immer möglich – wenn man die Krankheit akzeptiert und sich angemessen helfen lässt. Die Depression ist die Schattenseite der Seele und des Lebens – aber wo Schatten ist, ist auch Licht. Das Licht ist nicht nur am Ende des Tunnels. Es ist im Innern in jedem Menschen, auch in der dunkelsten Depression; da ist es vielleicht sehr schwach und kaum zu sehen – aber es ist unzerstörbar da.

Was depressive Menschen in ihrer Depression erleben, spüren und durchleiden, ist nicht einfach zu beschreiben, wenn man es nicht selbst erlebt hat. Hier kommt das Mitgefühl manchmal an eine Grenze. Deshalb verdienen Menschen die eine schwere Depression durchgemacht haben unseren vollen Respekt. Sie hatten einen Blick in die Tiefe des Daseins, ins dunkle Zentrum. Diese Tiefe ist allein kaum zu ertragen – aber sie schenkt auch Einsichten, wenn die Betroffenen nicht wegschauen, sondern sich um eine Einordnung des depressiven Erlebens in ihre Biografie bemühen, und die Depression nicht als bloße Hirnstoffwechselstörung abtun. Die Depression ist eine zu ernste Erkrankung, als dass man ihr gegenüber oberflächlich sein darf. Jeder depressive Mensch soll die mitmenschliche Unterstützung und die professionelle Hilfe bekommen, die er oder sie braucht, um die Depression sinnstiftend in das eigene Leben integrieren zu können. Dazu möchte ich mit meinem Buch anregen.

Ergänzende Literatur des Autors

Wenn die Seele Trauer trägt. Depressionen erkennen, verstehen, behandeln – sich und anderen dabei helfen. Verlag Gesundheitspflege initiativ, Esslingen 2010.

Danke, mir geht's gut. Wie Männer mit ihren Depressionen umgehen. Verlag Gesundheitspflege initiativ, Esslingen 2004.

Burnout – das erschöpfte Ich. Burnout erkennen, verstehen, vermeiden. Verlag Gesundheitspflege initiativ, Esslingen 2013.

Anthromedics: *depressive Erkrankungen*: www.anthromedics.com/depressionen, 2021.

Die Botschaft des Schmerzes. Info3 Verlag, Frankfurt/M 2017.

Seele & Leib – in Gesundheit und Krankheit. Zusammen mit Volker Fintelmann. Info3 Verlag, Frankfurt/M 2019.

Die Seele war von Anfang an dabei. Der umfassende Grundgedanke der Anthroposophischen Medizin. Info3 Verlag, Frankfurt/M 2020.

Anthroposophie-basierte Psychotherapie. Zusammen mit Johannes Reiner. Salumed Verlag, Berlin 2019.

Intuitive Psychiatrie, Psychosomatik und Psychotherapie. Salumed Verlag, Berlin 2022.
Seelenbeben. Ein Handbuch zur Bewältigung seelischer Krisen. Salumed Verlag, Berlin 2024.

Und von anderen Autoren

Romano Guardini: *Vom Sinn der Schwermut.* Arche Verlag, Zürich 1949.
Daniel Hell: *Welchen Sinn macht Depression?* Rowohlt Taschenbuchverlag, Hamburg 1996.
Daniel Hell: *Was stimmt? Depression. Die wichtigsten Antworten.* Herder Verlag, Freiburg 2007.
Piet C. Kuiper: *Seelenfinsternis. Die Depression eines Psychiaters.* Fischer Taschenbuch, Frankfurt/M 1995.
Eckhard Roediger: *Depression – die Sehnsucht nach Zukunft.* Aethera im Verlag Urachhaus, Stuttgart 2012.
William Styron: *Sturz in die Nacht. Die Geschichte einer Depression.* Kiepenheuer & Witsch Verlag, Köln 1990.
Reiner Tölle: *Depressionen. Erkennen und Behandeln.* Verlag C. H. Beck, München 2000.
Hubertus Tellenbach: *Melancholie.* Springer Verlag Heidelberg, New York 1983.

Die Schlanke Reihe im Info3 Verlag
Besinnlich, anregend, prägnant

Johannes Kiersch
Von der Steinzeit bis zum Great Reset
Ein Anthroposoph versucht, sich nach Corona zurechtzufinden
Schlanke Reihe Band 1
78 Seiten, Klappenbroschur, € 9,90
ISBN 978-3-95779-148-1

Jahn Finkas
Kleines Pandemisches Glossar
Versuch einer Aufarbeitung
Schlanke Reihe Band 2
102 Seiten, Klappenbroschur € 9,90
ISBN 978-3-95779-162-7

Volker Fintelmann
Im Leben das Sterben üben
Anregungen zu einem bewussten Umgang mit dem Tod
Schlanke Reihe Band 3
72 Seiten, Klappenbroschur, € 9,90
ISBN 978-3-95779-166-5

Info3-shop.de

Alma Wichmann-Erlen
Flieg, Emmy, flieg!
Kauderwelsch und Geistesgegenwart
einer demenzerkrankten großen Seele
Schlanke Reihe Band 4
100 Seiten, Klappenbroschur, € 9,90
ISBN 978-3-95779-169-6

Thomas Krämer
Raphael: Historische Person
und ewige Individualität
Anmerkungen zum Rätsel einer
biografischen Signatur
Schlanke Reihe Band 5
90 Seiten, Klappenbroschur, € 9,90
ISBN 978-3-95779-174-0

Volker Fintelmann
Vom Wesen der Lunge
Anschauungen eines Anthroposophischen Arztes
Schlanke Reihe Band 6
100 Seiten, Klappenbroschur, € 9,90
ISBN 978-3-95779-178-8

Info3-shop.de

Volker Fintelmann
Vom Wesen des Herzens
Organ der Mitte, Wohnsitz der Seele
Schlanke Reihe Band 7
100 Seiten, Klappenbroschur, € 10,90
ISBN 978-3-95779-187-0

Jens Heisterkamp
Karma neu denken
Wiederverkörperung und Schicksal
als Herausforderung für die Vernunft
Schlanke Reihe Band 8
102 Seiten, Klappenbroschur, € 10,90
ISBN 978-3-95779-191-7

Volker Fintelmann
Vom Wesen der Leber
Organ des Selbst-Bewusstseins
Schlanke Reihe Band 9
96 Seiten, Klappenbroschur, € 10,90
ISBN 978-3-95779-197-9

Volker Fintelmann
Vom Wesen der Niere
und ihrer Beziehung zur Seele
Organ von Licht und Finsternis
Schlanke Reihe Band 10
96 Seiten, Klappenbroschur, € 10,90
ISBN 978-3-95779-215-0

Info3-shop.de

INFO3 VERLAG

Kirchgartenstr. 1, 60439 Frankfurt
Tel. 069-58 46 47
E-Mail: vertrieb@info3.de
www.info3.de